AF476789

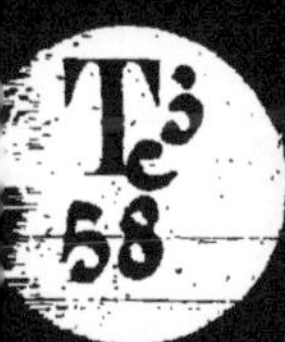
Te
58

DE LA

SENSIBILITÉ AUX TEMPÉRATURES

NOTE

SUR LA

SENSIBILITÉ AUX TEMPÉRATURES

OBSERVÉE

À L'AIDE D'UN NOUVEL APPAREIL

PAR

DANIEL MOLLIÈRE,

INTERNE DES HÔPITAUX DE LYON.

LYON

IMPRIMERIE D'AIMÉ VINGTRINIER

Rue de la Belle-Cordière, 14.

1869

NOTE

SUR LA

SENSIBILITÉ AUX TEMPÉRATURES

OBSERVÉE A L'AIDE D'UN NOUVEL APPAREIL

« Les altérations de la sensibilité méritent d'occuper une place importante dans la pathologie générale. Leur fréquence, leurs variétés nombreuses, parfois même leur singularité et leur aspect saisissant ont appelé sur elles l'attention des observateurs. » C'est ainsi qu'entre en matière Marcé dans sa thèse sur les altérations de la sensibilité (1).

L'historique qui suit me dispense de donner de plus longs détails à ce sujet, je ne viens pas, du reste, reprendre la question à son principe . Qu'il me suffise d'exposer quelques observations faites à l'aide d'un moyen que je crois nouveau.

Depuis longtemps déjà on a cherché à séparer, à classifier les divers ordres de sensibilité tactile; les travaux de Landry, de Bichat, les longues classifications de Gerdy (2) le prouvent d'une manière évidente. Mais je veux surtout m'occuper des moyens que l'on a employés pour distinguer ces divers ordres de sensations, et pour apprécier leurs altérations.

Il y a, dit M. Brown-Sequard, au moins cinq espèces distinctes de conducteurs d'impressions sensitives : ce sont les conducteurs des impressions de toucher, de chatouillement, de douleur,

(1) Paris, 1868.

(2) Physiologie philosophique des sensations et de l'intelligence (*In* journal l'*Expérience*, Paris 1848).

de température, et les conducteurs appartenant au sens musculaire (1). Les conclusions du grand mémoire auquel je fais allusion, sont aussi affirmatives que possible. Les conducteurs de ces divers ordres de sensibilité s'entrecroisent dans la moelle à des hauteurs variées. Viennent, à l'appui de cette théorie, des observations détaillées de lésions traumatiques de la moelle épinière, et dans un article tout récent (2) l'auteur apporte encore de nouvelles preuves.

M. Laboulbène, tout en faisant des restrictions sur les opinions trop absolues de O. Landry, sépare également ces divers ordres de sensibilité, insistant sur l'importance qu'il y aurait, au point de vue pathologique, à étudier isolément leurs altérations (3). Ce sont les mêmes convictions qu'exprimait déjà M. le professeur Axenfeld dans son Traité des névroses.

Je crois donc pouvoir, en m'appuyant sur l'autorité des auteurs que je viens de citer, admettre qu'il existe des conducteurs spéciaux par les impressions de température.

Si le compas de Weber, devenu successivement l'instrument de Sieveking, et l'œsthésiomètre de M. Brown-Séquard, peuvent rapidement donner la mesure exacte d'altérations obscures de la sensibilité ; si les cris des malades indiquent assez bien l'état de la sensibilité à la douleur, je crois que jusqu'ici on a assez mal apprécié la sensibilité aux températures.

Aussi les altérations de cette sensibilité ne sont décrites nulle part. M. Marcé s'exprime ainsi dans sa thèse :

« Je me contenterai de noter que le sens de la température a « été trouvé aboli dans quelques circonstances..... mais ces faits « sont rares et n'ont pas encore attiré l'attention des observa- « teurs. »

A propos de l'hyperesthésie, il dit, après avoir cité deux observations : Etat morbide trop rare pour pouvoir être l'objet d'une étude approfondie. »

Quant aux perversions, il se contente de décrire sous ce titre :

(1) *Journal de la physiologie de l'homme et des animaux*, t. IV.

2() *Archives de physiologie normale et pathologique*, t. I.

(3) Article ANESTHÉSIE *in Dictionnaire encyclopédique de Dechambre.*

les frissons des fiévreux, la sensation de chaleur qu'ils éprouvent après l'accès. Nulle part, dans la thèse de Marcé, on ne voit décrit le mode d'exploration.

C'est avec une éponge imbibée d'eau, ou à l'aide d'une cuiller appliquée sur la peau que M. Axenfeld dit avoir exploré ses malades (2). M. Brown-Séquard applique sur la région des linges imbibés d'un liquide dont il connaît la température, ou fait couler sur les membres de l'eau froide ou chaude (3). Ce ne sont, le plus souvent, que des températures extrêmes qui servent à apprécier l'état de la sensibilité. Cependant, en procédant par analogie, on peut dire *à priori*, ce me semble, qu'il peut y avoir bien des degrés d'anesthésie entre l'état d'un homme qui ne se sentirait pas brûler par de l'eau à 100° et celui qui éprouve une sensation de froid quand on applique sur sa peau un corps à 40°.

C'est ainsi que M. Brown-Sequard entend l'étude de l'anesthésie aux pointes. On peut être anesthésique dans une certaine mesure si, par exemple, il faut, pour obtenir deux sensations, écarter les pointes du compas plus qu'à l'état normal, et cependant l'on a très-bien conscience du contact du corps, des vêtements, etc.

L'instrument que je viens proposer aujourd'hui, encore rudimentaire, d'un maniement long, a beaucoup de rapport avec celui que, l'hiver dernier, M. Liégeois présentait à la Société de chirurgie, dans la séance du 5 février 1868.

« L'œsthésiomètre de M. Liégeois se compose de deux prismes « triangulaires de métal creux, dont deux côtés se réunissent à « angles droits ; leur base présente une ouverture fermée par un « couvercle, dans laquelle on peut introduire de l'eau, de la « glace, et même un petit thermomètre. Ces prismes portent « deux tiges à angles droits ; l'une pleine est divisée en centi- « mètres, l'autre, creuse, est destinée à recevoir la première, de « telle sorte que l'on approche ou l'on écarte à volonté les pris- « mes. Ces deux prismes sont traversés par une épingle dont la « pointe ou la tête sort à l'extrémité des prismes.

(1) *Traité des Névroses*.

(2) Ce mode d'exploration aurait peut-être le défaut de faire intervenir dans l'expérience la sensation d'humidité ou de sécheresse.

« Au moyen de cet œsthésiomètre, M. Liégeois a cherché quel « était *l'écartement* qu'il fallait donner aux deux cônes pour « éprouver la sensation de deux corps, chauds ou froids, la sen- « sation de deux douleurs ou de deux contacts (1). »

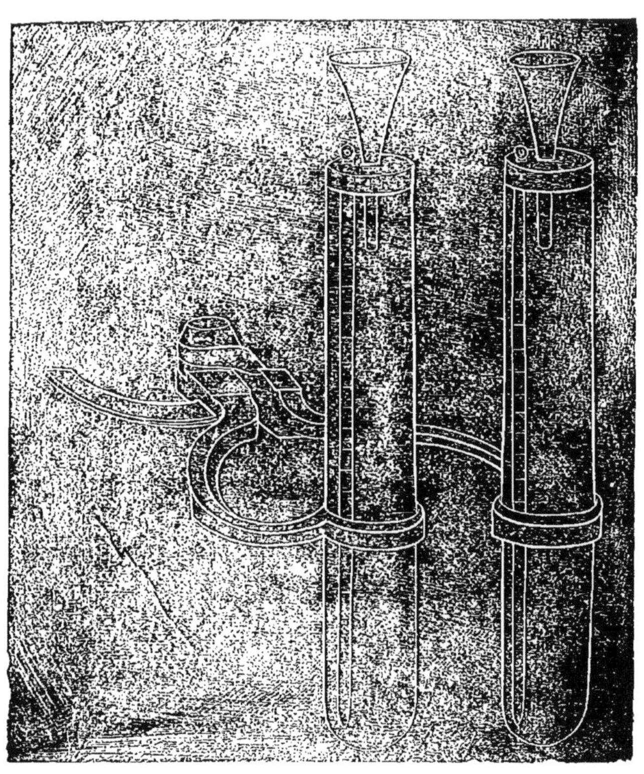

L'instrument dont je me sers se compose de deux tubes de verre d'un diamètre de 15 millimètres environ. Chacun de ces tubes est fermé par un bouchon que traversent un entonnoir de verre et un petit thermomètre gradué entre 0 et 60°, et qui doit être plongé jusqu'au fond du tube. Ces deux tubes, maintenus à un écartement de 35 millimètres environ, sont portés par les deux branches d'un compas. Quand on veut se servir de l'instrument, on met une certaine quantité d'eau dans les tubes et l'on

(1) *Gazette hebdomadaire*, du 13 mars 1868.

ajoute, par l'entonnoir, quelques gouttes d'acide sulfurique concentré, ce qui permet d'élever la température de l'eau, en tâtonnant un peu, d'un nombre de degrés voulu.

Les thermomètres qui plongent dans le liquide ont, en outre, l'avantage de faire connaître toutes les variations de température qui peuvent avoir lieu pendant l'expérience, variations qui sont souvent considérables.

On voit donc que cet appareil diffère essentiellement par son but de l'œsthésiomètre de M. Liégeois.

1° Il a pour but d'examiner exclusivement le sens des températures ;

2° Il ne s'agit pas de l'écartement qu'il faut donner aux tubes pour obtenir deux sensations (je ne toucherai pas à cette question qui fait le sujet du mémoire de M. Liégeois). Il s'agit d'apprécier le nombre de degrés qui séparent la température de deux corps qui sont perçus par la peau comme étant à des températures différentes. Ce n'est pas éprouver une sensation de chaleur, de froid, c'est percevoir une différence.

A l'aide de cet appareil, j'ai exploré la peau saine et celle de quelques malades qui présentaient des altérations des autres ordres de sensibilité.

Je vais exposer ici ces expériences et les conclusions que je crois pouvoir en tirer.

Expérience I. — Sujet de 14 ans, jouissant d'une excellente santé. Le tube froid marque 24°, le plus chaud 34°. Température axillaire 36°. Les boules sont promenées sur l'avant-bras gauche (face antérieure dans le sens transversal). — La différence de température est bien perçue partout excepté vers le coude où la boule froide est seule perçue. Elles sont promenées dans le sens longitudinal ; les deux températures sont perçues par le bord radial; la boule froide est seule sentie le long du bord cubital.

Même résultat pour la face postérieure.

A la main, les deux sensations sont bien perçues quel que soit le sens de l'excitation , excepté vers l'éminence hypothénar où dans le sens longitudinal la froide est seule perçue.

La boule froide exprime la température d'une eau qui séjournait depuis le matin dans le local de l'expérience.

Expérience II. — Sujet de 15 ans et demi, jouissant d'une très-bonne santé.

La boule froide marque 20°, la chaude 30°. — Elles sont promenées sur la région antibrachiale. On n'obtient que deux sensations de contact, quelle que soit la direction de l'opération ; il y a eu parfois un peu d'hésitation, une des boules étant un peu mieux perçue que l'autre.

A la face postérieure de l'avant-bras, la boule froide est seule perçue dans la direction longitudinale. Dans la direction transversale, on a deux contacts seulement.

A la paume de la main, les deux sensations ne sont perçues que transversalement ; en long, on ne provoque que deux sensations de contact.

Ces deux expériences peuvent être mises en comparaison, ce me semble, si l'on tient compte de la différence de la température ambiante. J'ai pris, en effet, pour l'excitateur froid l'eau ayant séjourné depuis le matin dans le local de l'expérience. Elles démontrent que la différence de degré la plus faible que puisse percevoir le *membre supérieur* à l'état sain est de dix degrés aux environs de la température ambiante ; que cette différence à la main est beaucoup mieux perçue transversalement que longitudinalement.

Expérience III. — Sur le même sujet, je répétai les mêmes manœuvres ; les boules marquaient l'une 33, l'autre 43 degrés. Je n'obtins partout que la sensation de deux corps chauds à température égale, excepté vers la face antérieure du cou où les deux sensations inégales furent bien perçues. Vers la racine des doigts on n'avait que deux sensations de contact. La même exploration fut faite dans les mains, les boules marquant 37° et 47°. Les deux sensations furent fort bien perçues comme corps chauds à deux températures différentes. Enfin je porte les boules à 45° et à 50°. La différence de température est perçue d'une manière assez nette à la face antérieure de l'avant-bras et de la main.

Cette expérience démontre d'une manière assez nette que l'échelle thermométrique est loin d'être celle de la sensibilité, puisque sur un même sujet, dans les mêmes circonstances, une différence de dix degrés n'est pas perçue aux environs de la température du corps, tandis qu'une différence de cinq degrés est très-bien perçue à une température plus élevée.

Je vais citer une expérience faite cet hiver, qui prouve que mon assertion est également vraie pour les températures plus basses que celle du corps.

Expérience IV. — J'ai fait cette expérience sur moi-même (avant d'avoir aucune idée préconçue sur ce sujet que je ne pensais pas traiter plus tard dans un mémoire), la température ambiante étant 17°, celle de ma peau étant 32°. Je plaçai dans ma boule froide de l'eau à 17°, dans l'autre à 24°. Je promenai ces deux boules sur les faces interne et externe de ma jambe. Longitudinalement les deux sensations de contact et une différence de température furent très-bien perçues. J'élevai la température de mes boules, l'une à 33°, l'autre à 22°. Longitudinalement la boule froide était exclusivement perçue; les deux transversalement ; cependant dans le premier cas la différence était de 7°, dans le second de 11°.

En faisant porter mes explorations sur la face, je suis arrivé aux mêmes résultats.

Expérience V. — Sujet de 15 ans et demi. Les boules marquent 40° et 47°. Les différences furent parfaitement perçues sur toute la face dans les sens vertical et horizontal, excepté sur le nez et au front ; dans cette dernière région la différence de température n'est perçue que transversalement.

La même exploration est faite les boules marquant 30° et 37°. Les différences ne sont perçues nulle part.

Cette même expérience a été répétée immédiatement après sur M. Servier, professeur au Val-de-Grâce, elle a donné des résultats identiques. — Sur moi-même également.

Il faut toutefois, dans ces explorations, avoir la plus grande réserve avant de tirer ses conclusions ; car il est un certain nombre de conditions qui peuvent influer singulièrement sur la perception de ces sensations. Les faits suivants le démontrent :

Expérience VI. — Le sujet de l'expérience est le même que dans la précédente. Il venait de courir, et sa température centrale était de 38 degrés. On se rappelle qu'il avait très-bien perçu à l'avant-bras la différence de deux boules, l'une marquant 45°, l'autre 50°. Entre 37° et 50°, il ne sent plus que deux corps également chauds. Entre 37° et 55° la différence n'est perçue que dans la paume de la main et dans la direction transversale.

Quelques minutes après étant un peu reposé, vers les doigts, à la paume de la main, il sent transversalement une différence entre 35° et 40°.

La différence entre 37° et 55° était très-bien perçue dans les mêmes régions par le docteur Servier qui assistait à l'expérience ; la température axillaire n'était que de 36°, l'air était à 20°.

Il importe donc d'étudier l'influence que peuvent avoir les différentes conditions du sujet.

Expérience VII. — La différence entre 45° et 50° est très-bien perçue par le sujet, quelle que soit la direction, à la face antérieure de l'avant-bras et de la main : il présente une température axillaire de 36°.

Une ligature placée à la racine du membre en amène la turgescence, sans cependant être assez serrée pour suspendre le pouls.

La différence des deux boules cesse d'être perçue ; de temps à autre cependant le sujet prévenu semble percevoir la plus chaude comme telle, mais la sensation est extrêmement douteuse.

Expérience VIII. — Une boule marque 23°, l'autre 40. La région explorée est toujours la face antérieure de l'avant-bras et de la main. Les différences ne sont perçues à l'avant-bras que le long du bord radial ; à la main, elles sont perçues quelle que soit la direction.

La compression digitale appliquée sur l'artère humérale pendant plusieurs minutes et d'une manière très-exacte, amène bientôt des fourmillements dans le membre.

La différence de température est très-bien perçue entre 23° et 46°, en long, à l'avant-bras.

A la main la différence entre 33° et 43° est aussi très-bien perçue, mais surtout transversalement.

La compression est levée. Les différences cessent presque absolument d'être perçues.

Ces faits semblent démontrer que la stase sanguine ou plutôt l'état de plénitude des veines d'un membre émoussent la sensibilité aux températures.

S'il en est ainsi les personnes chlorotiques, anémiques, doivent avoir une plus grande sensibilité aux températures ; à ce sujet, voici les résultats auxquels je suis arrivé :

Expérience IX. — Jeune fille âgée de 22 ans. Teint anémique, aménorrhée ; souffle systolique à la base, souffle très-marqué dans les vaisseaux du cou. — Elle est couchée au n° 21 de la salle Sainte-Clotilde.

La température ambiante est de 22°. La région explorée est la face antérieure de l'avant-bras et de la main. — Les boules marquent 35° et 45°.

La différence est très-bien perçue ; et d'autant mieux que l'on se rapproche davantage de la racine du membre ; vers le pli du coude ce sont deux boules *froides* à différentes températures ; la boule froide est indiquée comme la plus chaude ; vers la main, ce sont deux boules tièdes différant également. — Une ligature veineuse n'a pas modifié la sensibilité.

Expérience X. — Jeune fille de 16 ans, extraordinairement développée. Aménorrhéique depuis 3 mois. Souffle musical dans les vaisseaux du cou ; souffle systolique à la base, très-marqué. — Elle est couchée au n° 17 de la salle Sainte-Clotilde.

Ces phénomènes anémiques paraissent dus à des privations.

Température axillaire, 36° 4/5. Température ambiante, 20°. — Les boules marquent 31° et 36°. La différence est très-bien perçue dans toute la région antibrachiale antérieure.

Une ligature est placée à la racine du membre qui se gonfle. La différence n'est plus perçue en bien des points, elle ne l'est plus que très-vaguement dans d'autres.

Une ligature est maintenue sur le bras droit, il y a quelques fourmillements ; la différence entre 38° et 45° est à peine sentie, la malade hésite beaucoup avant de répondre. — La ligature est levée, et la différence est très-bien perçue.

Du reste, sans ligature, la malade indiquait, à l'avant-bras, une différence entre 41° et 45°, et même, le long du bord radial, entre 42° et 44°.

Expérience XI. — Jeune fille de 16 ans, à peine réglée, anémique. Souffle dans les vaisseaux du cou.

Température axillaire, 37° 3/5. — Pendant l'exploration qui a porté sur l'avant-bras droit, dans le sens longitudinal, elle souffrait de douleurs névralgiques intenses vers l'épaule gauche et les nerfs intercostaux du même côté.

Entre 39° et 44°, la différence commence à être perçue. Elle l'est très-bien entre 45° et 50°. Et la perception persistait alors même qu'une ligature comprimait les veines ; il est vrai que l'artère était également comprimée.

Je note seulement la faible différence de degrés, la température centrale élevée ; la douleur névralgique détournant l'attention.

Ici encore la sensibilité a paru plus développée vers la masse des muscles de l'épicondyle.

Expérience XII. — Jeune fille de 19 ans. Bronchophonie vers les sommets ; bruits du cœur prolongés vers la base, souffle dans les vaisseaux du cou. Teint anémique très-marqué. — Température axillaire, 36° 4/5.

Une ligature est placée sur le bras droit. La turgescence veineuse ne tarde pas à se produire, accompagnée de quelques légers fourmillements ; la circulation artérielle n'est pas abolie, bien entendu. Les boules sont promenées sur l'avant-bras à 33° et 27° ;

la différence est perçue, mais la malade hésite dans ses réponses; souvent la boule froide est indiquée comme la plus chaude. Les sensations sont mieux accusées vers l'épicondyle.

La ligature est levée, la turgescence veineuse se dissipe; les boules sont promenées de nouveau, la différence est très-nettement indiquée.

Expérience XIII. — Jeune fille âgée de 16 ans, chlorotique, aménorrhée depuis 10 mois, souffle systolique à la base du cœur, souffle dans les vaisseaux du cou. — Température axillaire, 36° 3/5.

La différence entre 17° et 22° est bien perçue au bras gauche. Une ligature amène la turgescence du bras droit : pendant cette ligature, la différence est fort mal perçue entre 18° et 22°; elle ne l'est pas en certains points. La ligature levée la sensation devient partout très-nette. Elle a été tout le temps d'autant plus vive qu'on se rapprochait du bord radial vers la partie supérieure du membre.

Entre 36° et 40°, la différence est également très-bien perçue.

A la face, cette même différence est également accusée, surtout vers les paupières.

Entre 20° et 22°, la différence est encore sentie aux paupières et à la lèvre supérieure.

Je ne cite point ici toutes les expériences que j'ai faites, et qui toutes concordent avec celles que je viens d'exposer.

Voici maintenant quelques observations cliniques recueillies à l'aide du même instrument et qui mettent en relief des altérations de la sensibilité qui autrement auraient probablement passé inaperçues.

Observation I. — *Hyperesthésie tactile. — Thermo-anesthésie incomplète.* — Femme âgée de 38 ans, exerçant la profession de couturière, entrée le 5 mai au n° 24 de la salle Sainte-Clotilde, hôpital de la Croix-Rousse.

Depuis longtemps menstruation irrégulière, toux fréquente, expectoration, sans hémoptysie cependant. Il y a neuf ans, dit-elle, des croûtes se formèrent dans ses cheveux ; une douleur vive accompagnait la déglutition, tandis que l'anus et la vulve étaient le siége d'ulcérations et qu'une éruption générale s'étendait à toute la peau. Râles muqueux au sommet droit. Elle éprouve, suivant toute la longueur du membre inférieur gauche, des douleurs assez vives qui s'exaspèrent la nuit. Le 12 mai la malade accuse une douleur assez intense à la palpation des muscles de la jambe. Dix jours plus tard elle ressentait à la suite de cette première sensation douloureuse, et quelques minutes après elle, une seconde sensation identique. Le traitement anti-syphilitique n'a rien produit. Les tableaux qui sont à la fin de ce travail donnent l'état de la sensibilité ; j'y renverrai donc pour les détails.

Ainsi l'on trouve à gauche à la jambe, hyperesthésie de la sensibilité aux pointes.

En augmentant l'écartement des boules de 6 centimètres, on n'a qu'une sensation de double contact. Il y a donc anesthésie incomplète puisque pareil écartement chez le sujet sain amène la sensation de deux températures.

En travers, tandis qu'à droite on obtient qu'une sensation de froid, on n'obtient à gauche qu'une sensation de double contact. A la cuisse gauche, avec les pointes la distance limite est 30 à 40 millimètres ; elle est de 50 à droite ; il y a donc hyperesthésie à gauche ; les différences de température y sont beaucoup moins perçues qu'à droite.

Comme le montre le tableau, cette différence n'est appréciable qu'en portant l'excitation suivant la longueur du membre.

Cette observation est donc un exemple d'*hyperesthésie tactile* coïncidant avec une *thermo-anesthésie incomplète*, cette diminution n'étant pas appréciable quand les différences de degrés augmentent.

Obs. II. — *Anesthésie tactile sans thermo-anesthésie.* — Femme âgée de 35 ans, couturière, entrée le 8 août au n° 53 de la salle Sainte-Clotilde.

Cette femme a eu trois enfants ; ses trois grossesses se sont compliquées de vomissements incoercibles.

Depuis huit mois des vomissements analogues survenaient à l'époque menstruelle, mais les règles se sont arrêtées depuis trois mois. Tous les aliments sont rejetés, et la malade raconte confidentiellement que pendant ces vomissements elle éprouve une excitation génésique terrible. Pas de leucorrhée, pas de douleurs de reins. La sécrétion lactée persiste, assez abondante, cependant la malade n'a pas nourri depuis treize ans. Selles normales, mictions parfois pénibles ; quelques hémoptysies, il y a cinq ou six jours ; toux fréquente, parfois voix éteinte. Douleurs thoraciques, craquements au sommet gauche, pectoriloquie au sommet droit.

Le 13 août, la malade en se réveillant n'y voit plus de l'œil gauche ; l'ophthalmoscope montre une papille hypérhémiée entourée d'un cercle pigmentaire ; l'éclairage oblique fait constater un dépolissement du centre de la cornée. Par moments : ptosis. Elle accuse en même temps une *analgésie complète* sur le trajet du nerf cubital gauche avec sensation d'engourdissement ; même phénomène à la jambe gauche ; même phénomène à la jambe droite.

4 septembre. — L'insensibilité est telle que la malade ne peut marcher qu'en se cramponnant aux lits. Elle ne sait dans quelle direction sont placées ses jambes.

Le 9, sensations douloureuses de fourmillement dans les membres anesthésiés.

La sensibilité a été trouvée émoussée à l'aide de l'électricité, à la plante des pieds un des pôles donnait *à gauche* une sensation de *chaleur*. La contractilité des muscles est indemne. (Voir le tableau.)

Dans cette observation nous voyons à la jambe *gauche* chaque boule perçue froide isolément ; *à droite* pas de sensation.

Au lieu d'élection à gauche la boule chaude est perçue seule.

Au lieu d'élection à droite c'est la boule froide.

Sur le bord interne du pied droit la boule froide est seule sentie.

Sur le bord externe du pied gauche c'est la boule chaude.

Et à droite, on accuse une sensation de froid, à gauche une sensation de chaleur.

Mêmes phénomènes pour les membres supérieurs ; tandis que la boule chaude est presque exclusivement perçue à l'avant-bras et à la main gauche, elle ne l'est pas à droite.

Et cependant le membre supérieur droit a conservé intacte sa sensibilité tactile.

A la face, anesthésie tactile à gauche ; sensibilité aux températures intacte.

On voit donc dans ce fait la moitié gauche du corps frappée d'anesthésie tactile conserver la faculté de percevoir les sensations de chaleur, et d'une manière plus nette que du côté opposé. Elle peut, je crois, se rapprocher de l'observation de M. Vulpian, citée dans la thèse de Marcé ; il s'agit d'une hystérique qui ne percevait plus que les températures brûlantes.

Obs. III. — La malade qui fait le sujet de cette observation est agée de 20 ans, elle exerce la profession de lingère ; elle entre le 13 mai au n° 6 de la salle Sainte-Clotilde.

Depuis le mois de décembre elle maigrit ; son teint est anémique quoique les pommettes soient assez rouges. La face est couverte d'éphélides nombreuses. Elle se plaint d'une sensation de striction au gosier, d'une céphalalgie intense, de nausées fréquentes ; quelques vomissements. Depuis quinze jours elle tousse beaucoup. Dyspnée, frissons, sueurs nocturnes, pas d'hémoptysies. Malgré la déformation considérable du thorax on perçoit vers les deux sommets de la bronchophonie.

Souffle anémique au cœur et au cou. Menstruation irrégulière. Leucorrhée. La céphalalgie occupe spécialement le front du côté gauche. Il y a quelques spasmes dans les muscles de la face, qui se contractent davantage à gauche quand la malade parle.

L'œil droit, qui porte une cataracte étoilée très-ancienne, est en strabisme externe, on ignore depuis quand. Vertiges.

Chez cette malade nous trouvons au point de vue de la sensibilité tactile des phénomènes intéressants : dans plusieurs régions de la face elle sent trois pointes alors qu'on ne la touche qu'avec deux, quelquefois même elle en sent un nombre beaucoup plus considérable. On sait que M. Brown-Sequard a noté ce phénomène dans plusieurs cas d'affection de la base de l'encéphale (1).

Chose remarquable, nulle part les boules promenées à la même température sur la face n'ont produit de sensation de triple contact.

On ne trouve du reste rien chez cette malade, si ce n'est une légère perversion en vertu de laquelle elle sent plus froide la boule la plus chaude; mais ce fait se rencontre même chez les sujets sains dans une certaine limite. En somme on peut en résumant dire : *Perversion avec hyperesthésie de la sensibilité tactile avec conservation de la sensibilité aux températures.*

Obs. IV. (Due à l'obligeance de mon ami O. Jeannin.) — La nommée Marie Percheron, née à Tournus, exerçant la profession de cordonnière, âgée de 17 ans, d'une bonne constitution, entre le 8 juin 1868, au n° 26 de la salle Sainte-Catherine.

Sa grand'mère est morte à la suite d'attaques répétées. — Elle n'a jamais eu que la coqueluche ; cette malade souffrait depuis fort longtemps d'une céphalalgie à laquelle on ne prenait pas garde ; mais depuis 7 mois elle est devenue plus intense, continuelle, s'est localisée au sinciput, un peu à gauche ; s'exaspère dans le renversement de la tête. Au bout d'un mois la malade et ses parents s'aperçurent que la bouche se déviait de droite à gauche. — L'œil tremble de temps à autre, à droite ; la jambe droite faiblit ; les mouvements du bras droit deviennent incertains. — Quelques crampes, un peu de strabisme interne. — La céphalalgie diminue, mais l'hémiplégie se prononce de plus en plus. — Au moment de l'entrée : Bouffissure de la face du côté droit, déviation de la bouche à gauche. Strabisme interne à droite. De temps à autre nystagmus à droite. Sensations de tiraillements de redressement de la commissure abaissée. Un peu de bourdonnement de l'oreille droite, pas de cophose cependant. La langue n'est pas déviée mais se projette peu hors de la bouche. La parole est

(1) Sur une altération spéciale de la sensibilité tactile dans certaines affections de la base de l'encéphale. (*Arch. de phys.*, p. 461, t. I, 1868.)

très-gênée, soit par la langue qui fonctionne moins bien, soit par la déviation de la bouche. Par moments, des mots qu'elle va dire s'arrêtent ; ses phrases s'entrecoupent brusquement. Gêne dans la mastication. — L'orbiculaire est partiellement paralysé à droite et ne permet pas l'occlusion complète de la paupière. Incertitude et diminution de la force dans le bras droit ; il laisse tomber les objets par moments. Quelques crampes.

Phénomènes analogues du côté de la jambe.

Les facultés intellectuelles sont *parfaitement intactes*. La malade est même très-intelligente.

Il n'y a de vertiges que lorsque la tête est violemment portée en arrière. Les yeux fermés, la malade dévie à droite. On a noté une légère anasthésie de la moitié droite de la face ; une diminution dans l'intensité de la vision du même côté. Paralysie du goût dans la moitié droite de la langue. Rien du côté des organes thoraciques et abdominaux. Les urines sont parfaitement normales. Les glandes salivaires sont normales au point de vue de la sécrétion. La sensibilité explorée seulement à l'aide d'une épingle le 17 juillet, a montré un peu d'anesthésie à droite; on a noté : rien pour le sens de la température. L'électricité, comme résultat thérapeutique, n'a rien donné. Elle a montré que chaque muscle répondait très-bien à l'excitation ; qu'il y avait encore de la sensibilité.

Lorsque, au mois d'août, j'ai examiné la sensibilité aux températures, on avait déjà noté une atrophie des muscles de l'épaule droite. — Voir les tableaux — Une boule à 55°, placée successivement sur les deux pouls, donne une vive sensation de chaleur comme chez un sujet sain.

Sans faire ici la moindre hypothèse sur la lésion dont cette jeune fille est atteinte, je constaterai seulement la coexistence d'une perversion particulière de la sensibilité aux pointes avec une plus grande sensibilité aux températures, qui se remarque à la figure et au bras dans les régions paralysées.

Cette observation peut encore être invoquée à l'appui de l'opinion de Brown-Sequard qui place un centre d'entrecroisement des impressions de température vers la partie supérieure de la moelle, centre indépendant de celui des membres inférieurs, puisque la sensibilité aux températures, altérée au membre supérieur, ne l'est pas au membre inférieur.

OBSERVATION I. — *(Sainte-Clotilde, n° 24.)*

RÉGION.	TEMPÉR.	DIRECTION.	SENSATION DE TEMPÉR.	SENSIBILITÉ TACT.
Face antérieur. de la jambe gauche.	25° 36°	longitud.	La boule froide est seule perçue. En augmentant l'écartement, on obtient 2 contacts.	La distance limite est 10 millimètres seulement, 5 en certains points.
Id.	24° 36°	transv.	2 sensations de contact	Distance lim. 15 m.
Face antérieur. de la cuisse.	25° 36°	longitud.	La boule froide est seule perçue. En bas les 2 sont perçues avec la différence de tempér.	La distance limite varie entre 30 et 40 mill. ; vers le genou elle est de 27.
Id.	24° 36°	transv.	Les 2 sensations sont très-bien perçues, surtout vers le genou.	La distance limite varie entre 10 et 17 millim.
Face antérieur. de la cuisse et de la jambe.	26° 45°	les deux.	Les 2 contacts et les 2 températures sont bien perçus.	—
Face antérieur. de la jambe droite.	35° 26°	longitud.	La froide est seule perçue, excepté sur la face interne où on a les 2 sensations.	La distance limite est de 50 mill.
Id.	Id.	transv.	La boule froide est seule perçue.	La distance limite est de 30 mill.
Face antérieur. de la cuisse droite.	Id.	longitud.	Les 2 sont bien perçues, excepté vers le genou où la froide seule l'est.	La distance limite est de 50 mill.
Id.	Id.	transv.	Les 2 sensations sont bien perçues, excepté dans le triangle des adducteurs où c'est la froide seule.	La distance limite est de 30 mill.
Jambe et cuisse (face antér.)	26° 45°	les deux.	Comme à gauche.	—

OBSERVATION II. — *(Sainte-Clotilde, n° 33.)*

RÉGION.	TEMPÉR.	DIRECTION.	SENSATIONS.	SENSIBILITÉ GÉNÉR.
Face antérieure de l'avant-bras droit.	27° 37°	Les deux	La boule froide est seule perçue le long du bord radial ; le froid n'est perçu comme tel que dans cette région.	Rien à noter.
Face postér.	Id.	Id.	Id.	Id.
Main. Face antérieure.	Id.	longitud.	La boule froide est seule perçue.	Rien.
Id.	Id.	transv.	Les deux sensations sont obtenues.	
Face dorsale.	Id.	les deux.	Pas de sensations de températures.	
Face antér. de l'av.-bras gauc.	27° 37°	les deux.	La boule chaude est seule perçue.	Anesthésie et analgésie absolue, même au courant électrique et au pincement sur tout le trajet du cubital ; la malade se rend mal compte, dit-elle, des sensations de contact perçues en cette région.
Face postér.	Id.	Id.	Sensations presque nulles ; vers la partie supér. la boule froide est un peu sentie.	
Main.	Id.	long.	Tantôt l'un, tantôt l'autre, excepté ver l'hypothénuse.	
Id.	Id.	transv.	Les deux sensations sont nettement perçues	
Face ant. doigts			Froid seul perçu.	
Face dorsale.			Parfois pas de sensation du tout.	
Face dorsale de la jambe droite	40° 25°	les deux.	Sensibilité abolie absolument. Au lieu d'élection la boule froide est perçue.	Anesthésie absolue
Pied.	Id.	les deux.	Sensations nulles, excepté vers la face interne du pied où la froide seule est perçue	Le chatouillement de la plante du pied donne d'obscurs mouvements réflex.
Jambe gauche. Face dorsale.	25° 40°	les deux.	Les deux boules sont perç. froides isolément	Très-émoussée partout.
Région externe et postérieure.	Id.	Id.	La chaude est seule per. vers la partie supér.	Analgésie absolue.
Pied. Face dors.	Id.	transv.	La froide seule est perç.	Le chatouillement est très-mal senti à la face plantaire
Bord externe.	Id.	long.	La froide seule est perç.	
Bord interne.	Id,	Id.	La chaude seule est per.	
Face plantaire.	Id.	les deux.	Anesthésie absolue en arrière ·En avant, sensation obscure de froid	DROITE. GAUCHE. distance limite.
Front à droite.	31° 26°	verticale.	Les deux tempér. sont perçues.	18 mil. 20-30
Id.	Id.	transv.	Id.	13 25
Joue.	Id.	Id.	Id.	18 25
Id.	Id.	transv.		15 15
Région inf. face	Id.	verticale.	2 sensations de contact.	19 30-45
Id.	Id.	transv.	2 sensations de tempér.	10 35

La sensibilité aux températures est exactement la même des deux côtés de la face, c'est-à-dire très-développée.

OBSERVATION IV. — (*Sainte-Catherine, n° 26.*)

RÉGION.	TEMPÉR.	DIRECTION.	SENSATION.	SENSIBILITÉ GÉNÉR.
Joue droite.	33° 23°	verticale.	Les différences de température sont nettement perçues.	Partout à la joue, avec 20 mill. on obtient 3 sensations nettes.
Id.	Id.	transv.	Id.	
Front.	Id.	verticale.	Les différences sont bien perçues.	Au front, avec 20 mill. on a 2 sensations vertic., 3 transversalement
Id.		transv.	2 contacts seulement.	
Lèvre.	24° 35°	transv.	Bien perçues.	A la lèvre, la distance limite est au-dessous de 5 mill.
Joue gauche.	23° 33°	verticale.	2 sensations de contact seulement.	Dans toute la région jugale, avec 12 mill. 3 sensations nettes.
Id.	Id.	transv.	2 sensations de tempér.	A la tempe et au front, avec 18 et 30 mill.
Front.	Id.	verticale.	2 contacts seulement.	Au front, 20 mill. 2 sensat., écart. moindre, 3.
Id.	Id.	transv.	2 contacts seulement.	
Lèvre.	24° 35°	transv.	Bien perçues.	A la lèvre, la distance limite est de 5 mill.
Avant-bras et main droite.	40° 50°	les deux.	La différence est perçue assez mal.	Distance limite, 10 mill.
Id.	24° 44°	les deux.	La différence est perçue également.	
Id.	23° 33°	les deux.	Elle n'est plus perçue à la main.	
Id. à gauche	40° 50°	les deux.	Rien n'est perçu.	
Id.	34° 44°	Id.	Id.	Distance limite, 15 mill.
	23° 33°	Id.	La différence n'est perçue qu'à l'avant-bras.	
Pied et jambe des 2 côtés.	42° 52°	les deux.	Mal perçue.	Sensibilité normale.
	32° 42°	Id.	Non perçue.	
	22° 42°	Id.	Bien partout	

Voilà les faits observés ; en les compulsant avec soin, et tenant compte des nombreuses chances d'erreurs qui ont entouré leur observation, je crois pouvoir, sous toutes réserves, formuler les conclusions suivantes :

1° La plus faible différence de degrés que puisse percevoir l'homme adulte sain, est d'environ 10° centigrades aux environs de la température ambiante et de la température de la peau.

2° Le nombre de degrés qui marque cette différence diminue à mesure que l'on s'éloigne de la température de la peau.

3° Les différences de températures sont en général mieux perçues quand on fait porter l'exploration dans une direction perpendiculaire à celle des filets nerveux qui se distribuent à la région explorée.

On sait que la distance limite pour les pointes est moindre dans cette direction que dans l'autre.

4° L'élévation de la température centrale diminue ce genre de sensibilité.

5° L'état de réplétion des veines d'une région émousse cette sensibilité.

6° L'état d'anémie du membre semble au contraire l'exalter.

L'examen de cette sensibilité pratiqué sur des jeunes filles chlorotiques semble le prouver.

7° Il y a certaines régions où cette sensibilité semble particulièrement développée.

A la face, ces régions sont les paupières supérieures et la lèvre supérieure; elle est peu développée sur le nez.

A l'avant-bras, c'est le bord radial, particulièrement, vers sa partie supérieure, qui paraît être le plus sensible.

8° La sensation de froid ou de chaleur que peut provoquer un même corps, varie avec les régions, un même excitateur étant déclaré froid vers le pli du coude, tiède dans la paume de la main, alors que sa température n'a pas varié, et que les deux régions se trouvent dans les mêmes conditions de température.

9° Les observations cliniques prouvent que cette sensibilité peut rester intacte alors que les autres sont altérées, et *vice versa*.

www.ingramcontent.com/pod-product-compliance
Ingram Content Group UK Ltd.
Pitfield, Milton Keynes, MK11 3LW, UK
UKHW020224200726
13856UKWH00004B/1606

9 782011 758767